COMMUNICATION FAITE A LA SOCIÉTÉ DE THÉRAPEUTIQUE DE PARIS

(SÉANCE DU 27 MARS 1901)

CACODYLATES

DE

soude, magnésie, guaïcol, fer et quinine

PAR

M. le Dr BURLUREAUX

PROFESSEUR AGRÉGÉ LIBRE DU VAL-DE-GRACE

PARIS

OCTAVE DOIN, ÉDITEUR

8, place de l'Odéon, 8

1901

CACODYLATES

DE

SOUDE, MAGNÉSIE, GUIACOL, FER ET QUININE

PAR

M. le Dr BURLUREAUX
Professeur agrégé libre du Val-de-Grâce.

La *Société de thérapeutique* est une des rares grandes sociétés savantes qui n'ait pas encore mis à l'étude cet intéressant sujet.

En ma qualité d'ouvrier de la première heure, je crois bien faire de provoquer une discussion générale sur cette médication, qui a déjà subi l'épreuve du temps, et de fournir à nos collègues, médecins et chimistes, l'occasion d'exposer leurs recherches et leurs observations.

Pour légitimer le titre d'ouvrier de la première heure, je rappellerai que, dès le mois d'octobre 1898, j'avais eu la bonne fortune d'être associé, par M. le professeur Gautier, à une série de recherches sur la médication cacodylique, et que, le 6 juin 1899, M. Gautier résumait dans sa communication à l'Académie de médecine, les quatorze observations que je lui avais remises à ce moment. Avant cette date, il avait lui-même employé et étudié le cacodylate de soude et avait signalé l'acide cacodylique à M. Danlos, qui fit sur ce médicament une première communication en juin 1896, à la Société de dermatologie. Il l'avait aussi indiqué à M. Roustan, de Cannes, qui lui adressa onze observations, et, enfin, à M. le professeur Renaut, de Lyon, qui, à l'Académie de médecine (30 mai 1899), à propos d'une étude sur la médication arsénicale, signala « comme un heureux complément de la médication arsenicale ordinaire », l'acide cacodylique, employé par lui chez un malade auquel M. Gautier l'avait intéressé.

Ces détails précis démontrent que M. le professeur Gautier a été l'initiateur de la médication : c'est à lui que revient tout l'honneur de la découverte, qui a une importance énorme, bien plus grande qu'on ne serait porté à le croire par les résultats signalés jusqu'à ce jour. Immédiatement après la retentissante communication de M. le professeur Gautier, si riche de faits et si pleine de promesses, on se mit de tous côtés au travail, dans les petits comme dans les grands centres ; de nombreuses communications furent faites aux Sociétés, aux Congrès. Les chimistes rivalisèrent de zèle pour fournir aux praticiens des produits irréprochables et faciles à manier. Bref, jamais médication n'eut une aussi rapide fortune, et ne provoqua en un laps de temps aussi court, d'aussi nombreuses communications. La richesse de documents est telle que je m'abstiens, à dessein, de faire l'historique de la question, me bornant à dire ce que j'ai fait depuis trois ans, ce que j'ai observé, et à proposer une hypothèse destinée à relier entre eux les résultats, en apparence contradictoires, que je vais rapidement mentionner et qui ont été obtenus avec divers cacodylates.

Cacodylate de soude

Je dois dire, tout d'abord, que je n'ai jamais employé que la voie hypodermique, et de parti pris, suivant, en cela, les indications de M. le professeur Gautier qui a démontré que la médication par voie buccale ou rectale, n'avait rien de commun avec la médication qu'il préconisait. C'est compromettre le médicament que de le donner autrement que par voie sous-cutanée, et c'est avec déplaisir que nous voyons surgir, tous les jours, quelque spécialité nouvelle destinée à l'absorption par voie interne. Nul doute que ces préparations ne soient irréprochables au point de vue chimique ; qu'on ne fasse avec du cacodylate de soude parfaitement cristallisé des pilules exactement dosées, des dissolutions parfaites et bien titrées pour lavements, etc. Tous ces progrès apparents arriveraient à ruiner la médication cacodylique, parce que tous les cacodylates en contact avec la peau ou les muqueuses se décomposent en donnant naissance à de l'oxyde de cacodyle qui n'a aucune des propriétés bienfaisantes des cacodylates, qui même est toxique, et est péniblement éliminé par les reins, la peau, l'haleine, etc.

Pour s'en rendre compte, qu'on veuille bien mettre sur la langue une goutte de solution même très étendue de cacodylate de soude ou de magnésie, chimiquement pur, ou de cacodylate de fer ou de cacodylate de quinine et l'on sera vite édifié, par le goût détestable et persistant qui envahit la bouche. Or, par l'introduction par voie dermique, soit sous-cutanée, soit, mieux encore, intramusculaire, c'est tout à fait exceptionnellement que le médicament provoque cette odeur de l'haleine. Nous l'avons notée seulement chez une malade que nous avions déjà signalée dans la note remise, en 1899, à M. le professeur Gautier : un centigramme d'acide cacodylique injecté sous la peau provoquait chez elle « un fort goût ailliacé dans la bouche, persistant des heures entières ». Chez une autre, c'est la peau de la figure et le cuir chevelu qui prennent cette odeur particulière. Lorsqu'elle fait sa toilette, dit-elle, et qu'elle frotte la face et le cou, avec une serviette mouillée, elle perçoit cette odeur, mais seulement quand la dose de cacodylate de soude dépasse cinq centigrammes; dans l'immense majorité des cas, l'introduction par voie hypodermique ne donne lieu à aucun phénomène apparent : elle ne provoque pas de douleur, même avec une solution titrée à 20 0/0, pas le moindre accident, même si le médicament pénetre dans les veines, ce qui a bien dû arriver quelquefois. J'emploie, indistinctement, les solutions des diverses pharmacies, qui toutes peuvent actuellement fournir un sel chimiquement pur et cristallisé. Je commence toujours par une demi-seringue de Pravaz de solution a 5 0/0 afin de tâter la tolérance, puis je donne, dès la deuxième injection, la seringue entière, sans dépasser cette dose, sauf en cas exceptionnels. C'est ainsi qu'à une malade, j'ai donné 2 grammes de la solution à 5 0/0, pendant deux mois de suite, et à un autre malade, trois grammes pendant quinze jours, sans le moindre accident. Mais les fortes doses ne me paraissent que rarement indiquées ou, pour mieux dire je n'en connais pas encore les indications, et je fais soit une injection quotidienne pendant quinze jours, avec huit jours de repos, soit trois injections par semaine pendant deux et trois mois. J'ai eu une fois l'occasion de prolonger le traitement pendant six mois, à raison de deux injections par semaine, sans provoquer la moindre menace d'arsénicisme, et je citerai tout à l'heure, un malade qui, depuis quinze mois et demi, prend, en injection, du cacodylate de soude, de la façon suivante : Un jour, cinq centigrammes, le lendemain, repos ; le jour suivant, dix centigrammes, le lendemain, repos ; le 4e jour, 5 centigrammes, etc. C'est le fils du malade, docteur en médecine, qui a adopté ce mode d'administration chez son père, encore en traitement à l'heure présente. Ce fait prouve qu'on *peut* continuer longtemps l'emploi du médicament, sans danger. Mais, dans quels cas doit-on le faire? Je ne suis pas encore assez documenté pour le dire. Quelle est la dose *optima?* Quelle est la dose maniable? Quelle est la dose toxique? Car, enfin, il doit bien arriver un moment où l'économie est saturée d'arsenic...?

Autant de questions auxquelles je suis absolument incapable de répondre. Tout ce que je sais, c'est qu'il y a très rarement intolérance, pour les faibles doses. Je n'ai vu que deux fois des malades accuser des sensations anormales, bizarres, indescriptibles, avec une seringue et demie de la solution à 5 0/0. Et c'étaient de ces malades pour lesquels tout est poison... véritables « *noli me tangere* », que 10 centigrammes d'antipyrine ou de quinine mettent dans des états pitoyables, bien pires que les malaises contre lesquels était dirigé l'agent thérapeutique. Ce que je sais encore, c'est que j'ai obtenu des résultats essentiellement variables, sur les 72 malades que j'ai traités soit seul, soit avec l'aide de plusieurs collaborateurs, résultats excellents — parfois absolument remarquables — nuls dans maintes autres circonstances, mais jamais négatifs.

Je vais, à titre d'exemple, citer quelques observations résumées, que je prends à dessein sans ordre nosologique, en les classant d'après l'importance des services rendus par la médication :

1° Un jeune homme atteint de graves malaises sans nom, que j'attribuais à une fièvre palustre larvée, contractée en Corse, s'était bien trouvé, une première fois, d'avoir reçu 10 grammes de cacodylate en soixante-dix-huit jours. Or, le traitement a été continué cinq mois avec interruptions, et le résultat a été excellent : disparition de tout malaise ; retour des forces et de l'énergie mentale ; augmentation de poids et la guérison se maintient depuis un an.

2° Une jeune fille, Mlle V..., traitée par injections quotidiennes, du 7 octobre au 5 décembre 1899, a vu reparaître ses règles suspendues depuis quinze mois, et se félicite encore, actuellement, de l'amélioration obtenue dans ses forces, ses aptitudes digestives. Or, il est à noter que je soignais cette malade depuis longtemps et que je n'ai rien modifié à son régime ou à son hygiène générale, pendant la durée du traitement cacodylique. C'est donc à ce dernier qu'il faut, suivant toute apparence, rapporter l'amélioration très rapide obtenue, et la persistance de cette guérison démontre que le bénéfice acquis est durable, et que le cacodylate de soude ne donne pas seulement une force factice momentanée.

3° Chez M. M..., que je soignais également depuis longtemps pour dyspnée toxique, le régime n'avait eu que des effets médiocres, et la santé revint peu après le début du traitement cacodylique ; elle se maintient depuis huit mois qu'il a pris fin.

4° Mme G... attribue aux injections qu'elle reçoit, en moyenne, deux fois par semaine, depuis plus d'un an, un effet reconstituant extraordinaire, et elle ne manque pas de venir nous demander une piqûre chaque fois que ses occupations, très fatigantes, lui en laissent le loisir. Comme son régime n'a été en rien modifié par nous, c'est bien aux injections qu'il faut attribuer ce bien-être immédiatement consécutif à l'injection, que la malade affirme de la façon la plus catégorique.

5° Même effet dynamogénique chez Mme C... dont je n'ai en rien modifié le régime, ni le genre de vie et qui m'affirmait se sentir remontée par les injections quotidiennes faites par série de 15, pendant plus de six mois.

6° Mlle G..., opérée pour une tumeur du sein, trois ans auparavant, et très préoccupée d'une récidive de la tumeur *in situ*, a été traitée par le cacodylate à doses massives, avec le secret espoir d'enrayer le processus. J'ai obtenu après six mois de traitement une superbe repousse des cheveux, une augmentation de 8 kilogs, une grande amélioration de l'état général et la disparition des douleurs de la cicatrice opérée, mais non de la petite tumeur de récidive.

7° Un employé du Louvre porteur, depuis deux ans, de placards d'eczéma au dos des mains, a été guéri après 12 injections faites quotidiennement.

8° Citons, encore, le père d'un de nos confreres, atteint d'une maladie de Parkinson; je ne saurais mieux faire que de transcrire la lettre que m'écrit son fils le 27 janvier 1900 : « Vous vous rappelez que je vous avais montré le malade en 1895, un an après le début de son affection, avec des symptômes très confus ; il n'avait, à ce moment, qu'un peu de tremblement limité au bras et à la main gauche, survenu insidieusement et s'exagérant par les mouvements. Il y avait aussi de la parésie, car le dynamomètre qui indiquait 32° à droite ne donnait que 16° à gauche. Ce n'est que deux ans plus tard (1897), qu'un diagnostic ferme a pu être établi par M. le professeur Raymond et par M. Babinski. La paralysie agitante se présentait alors avec tout le cortège classique.

Or, de 1897 à fin 1899 tous les traitements avaient échoué. Quand je vous vis le 6 décembre 1899, l'état du malade était lamentable ; bon sommeil, bonnes digestions, mais les forces avaient décliné au point que le malade ne pouvait que se traîner de son lit à son fauteuil ; la parole était devenue tellement tremblée, qu'elle n'était plus distincte et on était obligé de faire manger mon père comme un petit enfant.

C'est après vous avoir vu, qu'à votre instigation, j'ai commencé les injections cacodyliques d'après la formule que vous m'avez donnée. Or du 10 décembre 1899 jusqu'à ce jour 27 janvier 1900, j'ai injecté 5 grammes de cacodylate pur, et l'amélioration à été sensible 3 ou 4 jours après le début, puis manifeste pour tout le monde, dans la deuxième quinzaine de décembre. Elle a porté : 1° sur le relèvement des forces; le malade a pu quitter son fauteuil ; puis faire quelques tours de chambre ; puis monter un escalier ; puis enfin sortir : il a fait hier 1,500 mètres, en trois reprises ; 2° sur une diminution notable du tremblement de la parole ; 3° sur une diminution de moitié du tremblement des bras, des jambes et de la tête, l'amplitude et la rapidité des oscillations ont diminué dans la même proportion. L'état mental qui s'était conservé intact, n'a naturellement pas été modifié, mais le moral est devenu bien meilleur, et l'espoir très vif renait chez le malade. »

Une nouvelle lettre reçue le 22 mars 1901, et provoquée par moi, pour que je puisse dire exactement l'état actuel du malade m'apprend que le traitement a été continué sans interruption depuis la lettre du 27 février 1900, et d'après le procédé que j'ai relaté plus haut ; j'en transcris les passages suivants : « Vous avez été pour mon père l'initiateur des injections de cacodylate et je vous en suis trop reconnaissant pour ne pas m'empresser de répondre à votre demande. Sa situation est la même qu'en janvier 1900, les injections sont bien supportées, les reins sont bons, ni sucre, ni albumine. L'état général est excellent; à noter cependant un léger amaigrissement progressif, malgré l'alimentation très régulière. Les symptômes de Parkinson sont toujours les mêmes. Marche toujours possible. J'ai, comme le malade et son entourage, l'impression bien nette, que le cacodylate seul, a enrayé la marche très rapide de l'affection. Tout autre traitement s'étant montré absolument nul. »

Or qui sait ce qui serait arrivé si chez ce malade, on avait employé dès le début, c'est-à-dire trois ans avant la consultation de M. le professeur Raymond, le précieux médicament?

Le résultat obtenu chez ce malade m'ayant encouragé, je priai M. le docteur de Saint-Martin d'aller faire des piqûres de cacodylate de soude à M. X., demeurant près de Versailles et atteint aussi de maladie de Parkinson. Deux piqûres par semaine ont été faites de février 1900 à juillet 1900, avec un résultat favorable, mais moins excellent que chez le précédent malade.

9° Mlle J..., bien portante jusqu'à 29 ans remarqua trois jours après un refroidissement intense (février 1898) de l'enflure des jambes et des paupières. Un confrère de Neuilly trouva dès le lendemain un gramme d'albumine dans les urines et depuis ce jour jusqu'au moment où je la vis (2 juin 1899), elle a fait l'analyse quotidienne et a trouvé de un à quatre grammes d'albumine. Or divers traitements, divers régimes essayés par moi, à partir de juin 1899, n'avaient eu aucun effet appréciable. La malade maigrissait peu, mais voyait ses forces disparaître, son teint devenir de plus en plus pâle, lorsque j'eus l'idée, en décembre 1899, de la soumettre aux injections de cacodylate. Le résultat fut très appréciable, la malade reprit des forces, de l'appétit, se maria en mai 1900 et depuis elle a cessé tout traitement; chose curieuse, la quantité d'albumine n'a pas diminué, mais la jeune mariée disait récemment que si elle ne se savait pas albuminurique, elle ne se douterait pas qu'elle est malade.

10° J'ai fait en six mois à Mme P... avec l'assentiment préalable du regretté professeur Potain, trois séries d'injections cacodyliques, qui ont eu un excellent effet reconstituant. Cette personne qui était toujours fatiguée, à sommeil défectueux, malade sans maladie, mais cependant d'un état de santé vraiment défectueux, s'est vue vite et bien remontée. Nul doute qu'à la première défaillance de ses forces, qui serait consécutive soit à une grippe, soit à une maladie quelconque, soit au surmenage, elle ne nous demande une autre série d'injections qui aurait probablement le même effet régénérateur.

J'ai été frappé de la rapidité du retour de l'appétit chez quatre grandes nerveuses atteintes d'anorexie dite hystérique, et j'affirme qu'il y a eu chez ces malades plus qu'une heureuse coïncidence et que la suggestion n'est pas en cause, car chez l'une, j'ai substitué sans le lui dire les injections de cacodylate aux petites injections de sérum artificiel que je lui faisais prendre depuis quelque temps, et sans que le régime ait été modifié, il y a eu un subit retour de l'appétit, à partir de la troisième injection de cacodylate de soude. Une des trois autres malades littéralement mourante à son retour du midi, a pu renaître à la vie, après huit ou dix injections. Elle a suivi le traitement huit mois pendant lesquels elle a engraissé de 30 kilos. M. le docteur Faucon qui a bien voulu m'aider à traiter plusieurs de ces malades, a été également étonné de la rapidité du retour de l'appétit dès la quatrième ou cinquième injection. Et avec l'appétit, les forces et l'embonpoint ne tardent pas à réapparaître.

15° Ce même confrère me signalait les excellents résultats obtenus chez un jeune convalescent de fièvre typhoïde, que nous avons vu ensemble, dont l'appétit et les forces restaient languissantes, et qui après deux injections de cacodylate, s'est tout à coup ressaisi, retrouvant un appétit de bon aloi et une vigueur rapidement progressive.

Malheureusement on ne peut jamais promettre à l'avance l'amélioration ou la guérison. En d'autres termes, les indications de la médication cacodylique ne sont pas encore précises.

Chez tel malade elle réussit, chez tel autre, elle échoue sans que nous sachions pourquoi.

La seule notion précise qui se dégage des observations que j'ai faites, c'est que quand le succès doit couronner l'essai thérapeutique, il est rapide et vite appréciable ; l'amélioration survient dès la quatrième ou cinquième injection. Si après cinq ou six injections, il n'y a pas amélioration notable, mieux vaut peut-être ne pas continuer. En outre, j'ai remarqué que quand une première série d'injections n'avait rien donné, les séries suivantes ne donnaient pas davantage. A preuve je citerai l'observation d'une malade qui à priori, paraissait justiciable de la médication cacodylique. Icthyose, amaigrissement lentement progressif depuis deux ans ; anorexie absolue, etc., je lui avais fait une première série de vingt injections sans le moindre effet utile. Or sur les conseils de M. Moizard, je refis dix autres injections, mais ce fût avec le même insuccès.

Quand au contraire la médication a donné une première fois un résultat favorable, on doit espérer qu'une deuxième série d'injections, voire même une troisième, accentueront l'amélioration obtenue ou feront regagner aux malades le terrain perdu, dans l'intervalle des traitements ; et les malades le savent bien, car d'eux-mêmes ils reviennent demander le secours dont ils ont une première fois apprécié la valeur.

C'est chez les tuberculeux, avec ou sans fièvre, que j'ai obtenu relativement, le moins de succès de l'emploi du cacodylate de soude. Il me coûte de faire cet aveu : 1° parce que pris, sans commentaires, il pourrait désobliger M. le professeur Gautier, qui a toujours une foi robuste dans l'emploi du cacodylate, spécialement chez les tuberculeux avec ou sans fièvre ; 2° parce que cette affirmation va à l'encontre de l'opinion courante ; 3° et surtout parce qu'elle pourrait décourager *si elle était mal interprétée*, les praticiens qui, depuis deux ans, se félicitent d'avoir enfin un moyen thérapeutique puissant à opposer à la tuberculose. Mais la vérité me force à répéter que c'est chez les tuberculeux que le cacodylate de soude m'a rendu relativement le moins de services. Mais parce que je dis que le cacodylate m'a rendu moins de services d'une façon générale chez les tuberculeux, que chez d'autres malades, il ne faut pas me faire dire qu'il est inutile chez les tuberculeux.

Peut-être d'ailleurs n'ai-je pas employé les doses nécessaires, pendant tout le temps voulu, avec les interruptions convenables de traitement...? Je n'ai pas la prétention de savoir encore bien manier le médicament chez les tuberculeux. En outre, je dois avouer que je n'ai traité par le cacodylate que les tuberculeux qui à priori me semblaient ne devoir pas être justiciables de la créosote, c'est-à-dire, les malades profondément atteints, touchés par ces formes graves, qu'une certaine habitude clinique parvient à dépister. « Le clinicien, disais-je dans un livre écrit en 1894 sur la tuberculose, arrive à une précision relative de pronostic, par une sorte de travail inconscient qui se fait dans son esprit, et qui lui fait apprécier avec une approximation suffisante ce que nous appellerons la « valeur biologique de son malade ». Or c'est à ces malades à pronostic sombre que j'ai spécialement donné le cacodylate, réservant pour les autres la créosote à laquelle je suis resté fidèle, ne me croyant pas le droit d'abandonner une médication que je connaissais et que je savais devoir être utile, pour une autre avec laquelle j'avais à faire connaissance. Cette considération doit atténuer beaucoup l'impression défavorable se dégageant des résultats que je vais exposer.

Il est probable que si je n'avais pas fait de sélection parmi mes tuberculeux traités, j'aurais eu à enregistrer à l'actif du cacodylate, des résultats infiniment plus favorables. Ceci dit, voici ce que j'ai observé sur les vingt-neuf tuberculeux que j'ai traités par le cacodylate depuis octobre 1898.

J'ai obtenu un succès très remarquable, malheureusement trop tôt compromis chez une dame notoirement tuberculeuse, avec nombreux bacilles, perte d'appétit, diarrhée, fièvre vespérale, état vraiment inquiétant. Elle avait eu de l'intolérance à quelques petites doses de créosote, ce qui me fit de suite renoncer à l'emploi de ce médicament; et cette intolérance ne faisait que confirmer le prononstic très sombre porté dès le début. C'est dans ces conditions peu favorables que j'employai le cacodylate ; or je puis dire qu'il eut des résultats excellents. Après quarante injections, faites en l'espace de trois mois, la malade se croyait guérie; de fait, elle ne crachait plus, n'avait plus de râles, avait retrouvé l'appétit, les forces et le sommeil. Elle était si bien portante que nous crûmes devoir M. le docteur Chaillou et moi, lui laisser faire faire une grave opération chirurgicale qu'elle réclamait. L'opération fut faite par M. le docteur Michaux qui après l'avoir auscultée avec nous, considéra la chloroformisation comme sans danger, vu le bon état des poumons. Mais deux jours après l'opération une pneumonie se déclarait, au sixième jour, apparition de bacilles dans les crachats en nombre colossal (Dr Chaillou), et un mois après la malade succombait à cette phtisie galopante.

Chez les vingt-huit autres tuberculeux traités par le cocadylate de soude, le résultat n'a jamais été nuisible, mais il a été ou passager ou médiocre ou nul. L'insuccès le plus complet, est celui d'une jeune dame, que j'ai pu soigner dès le début de la tuberculose, alors qu'elle n'avait pas encore de fièvre et se trouvait dans des conditions idéales de confort et d'alimentation. M. le professeur Landouzy qui l'avait vue quinze jours avant moi, n'avait pu que soupçonner la tuberculose, et lui avait conseillé d'aller à Hyères par précaution. Or le cacodylate employé le jour même de la première visite (31 décembre 1899) et les vingt jours suivants n'a pas enrayé la marche terrifiante de la maladie ; il est vrai que la malade était enceinte ce qui aggrave singulièrement le pronostic de la tuberculose pulmonaire. Le traitement cacodylique repris après l'accouchement n'eût comme la première fois aucun effet utile et la malade succomba en septembre 1900.

Un tuberculeux rénal (diagnostie confirmé par M. le professeur Dieulafoy) n'a tiré aucun bénéfice du traitement cacodylique, essayé, à vrai dire, pendant un trop court laps de temps (vingt jours).

Faut-il continuer cette lugubre énumération ?

Une jeune fille de Bastia sur laquelle j'ai remis une note à M. Gautier en juin 1899, et qui à cette date avait eu 53 abcès d'origine osseuse (tuberculose) et avait été déjà traitée, pendant quatre mois, par 15 grammes de cacodylate de soude en injections ne tira aucun bénéfice du traitement prolongé pendant deux autres mois et qui n'empêcha pas 40 autres abcès de se produire et la mort de survenir en février 1900. Nos confrères Agostini et Zucarelli crurent devoir attribuer au cacodylate la survie si prolongée de cette malheureuse enfant; mais il faut bien avouer que c'est là un résultat médiocre.

Même échec chez un jeune homme atteint de mal de Pott, que j'ai soigné avec M. le docteur Courtois-Suffit. Mon collègue peut témoigner de la persévérance avec laquelle j'ai employé les injections de cacodylate, sans parvenir à faire tomber la fièvre et à enrayer la maladie, qui s'est terminée par un abcès ouvert à Berck, et par la mort quelques jours après.

M. le docteur Robert Simon qui a soigné avec moi, bon nombre des 29 tuberculeux traités par le cacodylate, m'autorise à dire, qu'en dernière analyse, et après deux ans d'études menées parallèlement sur le cacodylate et la créosote chez les tuberculeux, il estime que sans nier les services que peut rendre le cacodylate, il ne faut pas abandonner la créosote et que dans sa pratique personnelle, il associe volontiers les deux médications en employant des traitements alternants.

Pour conclure, nous dirons que pour avoir une idée bien nette et personnelle sur l'efficacité du cacodylate chez les tuberculeux, il nous faudrait des observations plus nombreuses et plus longuement suivies, et sur des malades qui n'auraient pas été préalablement sélectionnés.

Il y a donc lieu de laisser à d'autres confrères mieux placés pour l'observation et ne se croyant pas tenus à n'employer le cacodylate que dans certaines catégories de malades, le soin de préciser la valeur du médicament chez les tuberculeux.

Chez trois personnes atteintes d'asthme, le traitement cacodylique s'est montré très efficace, une fois, et deux fois, sans effet utile appréciable. Chez un de ces malades, je l'ai renouvelé deux fois, à six mois d'intervalle et avec aussi peu de succès à la deuxième tentative qu'à la première.

Mais ce qu'il faut bien remarquer, c'est que le médicament, même donné à fortes doses longtemps prolongées, quand il ne fait pas de bien, ne fait pas de mal ; nous n'avons jamais eu a déplorer le moindre accident et si nous en cessons l'usage, après 4 ou 5 injections chez les malades auxquels il ne rend pas de services immédiats, ce n'est pas par la crainte de leur être nuisible, c'est par celle de leur être inutile.

En résumé, le cacodylate de soude nous a donné des résultats parfois très remarquables par leur rapidité et leur intensité, chez divers malades, dont la nutrition était défectueuse et dont l'appétit et les forces étaient en défaillance. Par contre, il a été sans effet, chez un nombre à peu près égal de malades semblables aux premiers et en particulier, chez les tuberculeux. Pour coordonner ces résultats contradictoires, nous avons eu recours à l'hypothèse suivante :

« Si la vitalité n'est qu'inhibée, le cacodylate met en valeur les forces latentes dont l'économie dispose encore. Si au contraire, il n'y a pour ainsi dire, plus de réserves de force nerveuse, le cacodylate est incapable d'en créer et il est sans action. »

Cette interprétation est peut-être bien hardie, mais si elle était exacte, elle nous expliquerait cette variabilité si extraordinaire dans l'action thérapeutique, qu'on ne rencontre à ce degré, avec aucun médicament, et nous rendrait compte des effets véritablement remarquables qu'on observe chez certains malades, contrastant avec l'inefficacité absolue qu'on note chez d'autres cliniquement identiques ou du moins comparables. Si notre hypothèse venait à se vérifier par une patiente étude ultérieure, elle aurait une portee considérable au point de vue clinique et au point de vue de la philosophie médicale.

Je m'explique : On croit connaître un malade, quand on a bien étudié tous les troubles qu'il accuse; quand on a patiemment exploré tous ses organes, avec ou sans instruments de précision ; quand on a interrogé son hérédité. Mais en réalité on ne le connaît pas ; on ne sait pas, en réalité, ce qu'il vaut, de sorte, que des surprises sans nombre sont réservées au clinicien le plus consciencieux... Tel malade, dont tous les organes paraissaient en bon état, fait le désespoir de toute thérapeutique ; tel autre, qui paraissait plus profondément touché, se ressaisit, sous les influences les plus variées, et parfois sous la seule impulsion de la nature. Pourquoi ces différences qui ont échappé à l'analyse symptomatique la plus minutieuse? A vrai dire, certains cliniciens, forts d'une longue expérience ou spécialement doués, arrivent à pénétrer quelques-uns de ces mystères du pronostic. Mais sur quoi s'appuie leur jugement? Sur une sorte de flair qui les trompe souvent et qui fait d'eux, plutôt des artistes, que des savants. D'autres, fouillant de très près l'hérédité, étudiant le malade depuis le jour de sa naissance, voire même de sa conception ; le suivant à travers toutes les phases de sa vie ; notant non seulement les incidents pathologiques de sa jeunesse, de son adolescence, de son âge viril, mais surtout les périodes de santé qui ont séparé ces divers incidents, ce que M. le docteur Sigaud appelle les phases de compensation ; tenant grand compte des phénomenes objectifs révélés par l'examen de tous les organes *et de l'abdomen en particulier*, arrivent à connaître la valeur biologique d'un malade, avec une précision qui confine à celle des sciences exactes.

Et puisque nous venons de prononcer le nom du docteur Sigaud, de Lyon, c'est à lui que nous faisons allusion, au risque de froisser sa modestie : Il nous a plusieurs fois étonné par la sûreté de son pronostic basé non pas sur une sorte de divination d'artiste, mais sur des données absolument scientifiques. Mais, tout le monde ne peut pas avoir la prétention d'arriver à cette virtuosité ; d'ailleurs, peu de praticiens ont le loisir de consacrer aux malades le temps nécessaire à une étude si complète.

Aussi, quelle trouvaille serait la découverte d'un médicament révélateur de la valeur biologique ! Depuis longtemps, cette idée me poursuit, et je crois avoir déjà démontré que la créosote jouit de cette propriété d'agent révélateur chez les tuberculeux en particulier ? Or, je crois devoir dire, que le cacodylate de soude, me semble jouir des mêmes prérogatives, avec cette différence, qu'il est bien plus facile à manier que la créosote ; car, où il agit, et alors, il agit vite et bien ; ou il n'agit pas, mais il n'occasionne pas le moindre accident ; tandis que la créosote, quand elle n'est pas utile, est toujours nuisible, et quelquefois très nuisible. Eh bien ! quand le cacodylate agit, c'est qu'il y avait des réserves de vitalité, qu'il met rapidement en évidence, et quand il n'agit pas, c'est que la valeur biologique du sujet est reduite au minimum compatible avec la vie.

C'est, par parenthèse, ce qui expliquerait son inefficacité *relative* chez les tuberculeux. Le tuberculeux n'est pas seulement un bacillifère, un intoxiqué par les sécrétions du bacille de Koch ; avant d'être bacillifère, il était déjà atteint dans sa vitalité et c'est pourquoi il est devenu tuberculeux. En tous cas, à partir du moment où le bacille a pu l'envahir, aux causes d'infériorité initiales, se joignent celles qui dérivent de l'intoxication bacillaire, et la valeur biologique se trouvant ainsi progressivement amoindrie, le cacodylate, agent révélateur de cette valeur biologique a de moins en moins d'efficacité.

Heureux donc le tuberculeux, chez qui le cacodylate produit de bons effets ! C'est qu'il a l'étoffe voulue pour lutter contre son envahisseur ; le cacodylate ne peut que l'y aider, comme le fait d'ailleurs la creosote.

Mais, dira-t-on, si le cacodylate jouit de cette surprenante propriété, il faut donc l'employer chez tous les malades dont la nutrition périclite? Autrement dit, chez tous les malades chroniques. De deux choses l'une : ou il réussit, et alors il remplace toute autre médication; ou il ne réussit pas, et alors il indique qu'il n'y a rien à faire, puisque toutes les réserves de la vitalité sont épuisées.

Voilà trois propositions que nous allons discuter. Nous nous rallions volontiers à la première, et n'est-ce pas ce que font, sinon inconsciemment, du moins, sans idée directrice, la plupart des praticiens qui emploient le cacodylate chez les malades les plus divers, dans les maladies les plus dissemblables : tuberculose, diabète, maladie de Basedow, cancers, chlorose, impaludisme, anémie, leucémie, chorée, maladies de la moelle, psoriasis, acné, lichen-plan, œdème, sarcomatose de la peau, lymphosarcôme, épitheliomas, etc. etc.? N'est-il pas curieux de voir le même agent s'attaquer à tant d'états pathologiques, à tant d'ennemis différents? Et nous ne sommes qu'au début! Nul doute que dans quelques années, la littérature médicale ne soit enrichie d'une foule d'autres conquêtes dans les maladies les plus dissemblables. Et remarquons bien qu'il n'y pas à mettre en doute la bonne foi des observateurs; tous les succès signalés sont réels, plus ou moins durables, peut-être, mais incontestables.

La liste des insuccès sera moins longue. Pourquoi? parce que les insuccès passent inaperçus : le médicament ne produisant pas d'action toxique, n'éveille pas l'attention quand son action est nulle; un insuccès silencieux, sans fracas, ne suscite pas les louables scrupules qui forcent un médecin digne de ce nom à publier ses échecs.

Ainsi, pour en revenir à notre première proposition, nous en admettons la légitimité : on fera bien d'essayer le cacodylate chez tous les malades dont la nutrition périclite, qu'ils soient tuberculeux, cancéreux, diabétiques, névropathes, néphrétiques, dyspeptiques, myélitiques, rhumatisants, malades sans maladie cataloguée. Il pourra se faire, qu'on leur soit utile et on ne risque pas de leur être nuisible, surtout si l'on ne s'obstine pas dans l'emploi du médicament qui agit vite, quand il doit agir.

Mais nous n'admettons, ni la deuxième, ni la troisième proposition. De ce que le cacodylate est utile, il ne s'en suit pas qu'il remplace toute autre médication. Rappelons-nous que ce n'est qu'un agent révélateur, qui peut rectifier la nutrition momentanément déviée, mais qui ne lutte pas, contre les causes de la maladie; de ce qu'il est inutile, ne concluons pas qu'il n'y a rien de plus à faire. Notons seulement que le malade a une médiocre valeur biologique... et tenons-nous pour avertis... Ne faisons pas à son sujet de promesses que l'avenir démentirait; instituons une médication prudente, de laquelle seront exclus les exercices physiques exagérés, l'hydrothérapie froide, les eaux minérales actives, Vichy en particulier, les longs voyages, etc. Mais, multiplions au contraire les soins et exerçons une surveillance médicale assidue. C'est précisément parce que la maison n'a pas de fondations solides qu'il faut chercher à l'étayer.

Cacodylate de magnésie

Estimant que le magnésium devait avoir un rôle considérable dans l'économie humaine, M. le docteur Chaillou nous proposa, en décembre 1900, de substituer chez quelques-uns de nos malades communs, le cacodylate de magnésie, au cacodylate de soude et sans tarder, nous tentâmes quelques essais que je vais résumer, et que je n'aurais pas encore publiés si la circonstance ne s'était offerte à l'occasion de ma communication sur le cacodylate de soude, et aussi pour prendre date, au nom de mon confrère et ami, et au mien. Car, je ne crois pas, que jusqu'ici, le cacodylate de magnésie ait été étudié ?

C'est cependant un sel facile à obtenir chimiquement pur

et neutre à la phtaléine ou au tournesol. Il est très riche en acide cacodylique : 1 gramme de sel, représentant 92 centigrammes d'acide cacodylique, soit 0gr,48 d'arsenic ; alors que 1 gramme de cacodylate de soude ne contient que 70 centigrammes d'acide cacodylique, soit 0gr,38 d'arsenic.

Mais ce n'est pas cette riche teneur en arsenic qui doit le faire préférer aux autres cacodylates, car, avec celui de soude en particulier, on peut fournir à l'économie des quantités invraisemblables d'arsenic non toxique, et qu'il y en ait un peu plus, dans le sel magnésien que dans le sel sodique, le fait n'a aucune importance.

Le sel magnésien est très soluble dans l'eau ; on peut arriver à faire une solution à 45 0/0 ; c'est-à-dire telle que 1 gramme de solution, contient 45 centigrammes de sel. Mais c'est un liquide sirupeux.

La solution à 25 0/0, est légèrement visqueuse, mais bien tolérée par le tissu sous-cutané : en moyenne sur dix personnes, huit n'éprouvent aucune douleur : une accuse des douleurs sourdes survenant peu après l'injection et durant une heure ou deux. Une autre trouve les injections très désagréables, quand elles sont faites à la dose de 1 centimetre cube, mais avec 1 demi-centimètre cube, la douleur est insignifiante, d'ailleurs avec des solutions plus étendues, la douleur a toujours été nulle, nous avons débuté par des solutions à 5 0/0, puis à 10, à 20 et nous avons adopté celle de 25 0/0. Nous commençons tous les traitements par une injection de 1 demi-centimètre cube, d'une solution à 10 0/0, afin de tâter la tolérance ; si elle existe, c'est-à-dire, si le malade n'éprouve aucun phénomène appréciable, nous poussons à 1 centimètre cube de la même solution, et nous arrivons très vite à l'emploi de la solution à 25 0/0. Sur trente-huit malades que nous avons déjà traités, il nous est arrivé deux fois seulement de ne pas pouvoir dépasser la dose initiale de 1 demi-seringue de solution à 10 0/0. L'une de ces malades accusa une perturbation générale insolite, avec vertiges passagers. L'autre, des sensations si extraordinaires, que nous avons renoncé à les noter. Toutes deux rentrent dans la catégorie de ces malades auxquelles il ne faut rien donner, sous peine de leur faire du mal, et de se discréditer dans leur esprit. Chez tous les autres malades, la dose de 1 seringue de 1 centimètre cube de solution à 25 0/0 est vaillamment acceptée, et chez plusieurs, nous avons donné 2 seringues de la dite solution pendant trois et quatre jours de suite, sans provoquer le moindre phénomène toxique.

Nous ne connaissons donc pas encore la dose maxima, qu'on peut injecter sans péril; elle est peut-être beaucoup plus considérable que celle que nous avons atteint. Si l'on avait dit à un toxicologiste d'autrefois qu'on pouvait, sans le moindre accident, donner par la peau, pendant plusieurs jours de suite, et chez un individu non mithridatisé la dose de 32 centigrammes d'arsenic, le savant aurait poussé de hauts cris. C'est cependant ce qu'on fait de la façon la plus simple du monde, en injectant deux seringues d'une solution à 25 0/0 de cacodylate de magnésie. En effet, chaque seringue de 1 centimètre cube pèse 1gr,30, car le liquide est très dense et renferme 0gr,33 de cacodylate, c'est-à-dire 16 centigramme d'arsenic ; deux seringues valent donc 32 centigrammes. C'est à dessein que nous précisons le calcul, parce que d'habitude, on confond gramme et centimètre cube; cela n'a aucune importance quand il s'agit de solutions au centième ou au cinquantième, mais quand on procède avec des solutions à 25 0/0, l'écart entre le gramme et le centimètre cube est loin d'être négligeable. Ainsi l'arsenic qui, sous la forme d'hydrogène arsenié, a une toxicité épouvantable, puisque des traces impondérables de ce gaz ont provoqué en juin 1900, une catastrophe dont je soigne encore une des victimes, n'est pas toxique à la dose de 32 centigrammes, quand il est sous la forme de cacodylate.

Y a-t-il intérêt à pousser à des doses plus élevées, que celles atteintes par nous, jusqu'à ce jour? C'est probable si l'on admet avec nous, que quand un médicament doit rendre des services, il en rend d'autant plus, qu'il est donné à une dose qui se rapproche davantage de la dose maxima tolérée; c'est-à-dire, de la dose qui confine à la dose toxique. J'ai développé ailleurs cette idée... Quoi qu'il en soit, la dose de cacodylate de magnésie que nous n'avons pas encore dépassée, M. Chaillon et moi, est de 66 centigrammes par jour, et le malade qui en a pris le plus, a reçu en quatre-vingt-dix jours la dose de 130 centimètres cubes de solution à 25 0/0, soit 43 grammes de cacodylate de magnésie; soit plus de 20 grammes de métalloïde arsenic. Or c'est, de tous les malades traités, celui qui nous a donné le plus brillant résultat. Le fait est incontestable ; mais il s'agit de l'interpréter. Est-ce, cette énorme quantité de médicament qui lui a rendu d'énormes services, ou n'est-ce pas, parce qu'il supportait bien le médicament, que nous avons été incités à lui en donner beaucoup ? Peut-être une dose dix fois moindre aurait amené le même résultat?... Peut-être aurait-il toléré sans inconvénient une dose beaucoup plus forte encore ? En tous cas, une dose beaucoup plus forte, n'aurait pas pu lu être beaucoup plus utile, car le résultat a été excellent, et d'une remarquable promptitude. Ce malade se croyait tuberculeux ; dès la première visite qu'il me fit, le 24 décembre 1900, j'eus le plaisir de pouvoir le rassurer, sans restrictions ; mais comme il était très éprouvé par des craintes imaginaires, par la perte de sommeil et d'appétit, je le mis séance tenante au traitement, et il alla tous les jours prendre une injection, tantôt chez moi, tantôt chez M. le Dr Chaillou qui dirigea son régime alimentaire. Les forces revinrent dès la huitième ou dixieme injection et l'amélioration fut rapidement progressive ; le poids augmenta de 5 kilog. 500 en trois mois, mais dès la fin du deuxième mois de traitement l'état était irréprochable.

Des sceptiques pourront dire que la guérison n'est pas due au cacodylate, mais à l'agréable impression morale du début et au régime alimentaire qui a été conseillé, voire même que la guérison est survenue malgré le cacodylate ; c'est possible, à la rigueur; mais comme nous avons concurremment dix-huit autres observations de résultats favorables, moins éclatants sans doute, mais très appréciables et très appréciés des malades et de leur entourage, qui sont assez bon juges en pareille matière, comme chez quelques-uns de ces malades, nous n'avons en rien modifié le régime alimentaire antérieur, nous croyons de bonne foi que le cacodylate de magnésie leur a été utile. Tous accusaient un retour ou une augmentation *rapide* d'appétit et surtout un sentiment très marqué de force et de bien-être général après deux ou trois injections.

La plupart disaient qu'ils dormaient mieux ; chose curieuse, chez la plupart, le poids n'a pas augmenté, malgré l'exagération énorme de l'appétit.

Les dix-huit malades auxquels nous faisons allusions étaient neurasthéniques, dyspeptiques, arthritiques, convalescents de grippe, l'une était anoréxique et faisait le désespoir de ses parents qui me l'amenèrent de Compiègne; elle n'avait plus ses règles depuis deux ans et s'amaigrissait progressivement ; depuis six mois, elle avait perdu 9 kilogrammes, et ne pesait plus que 41 kilogrammes. Je la mis, à la fois, à un régime convenable, au repos et au cacodylate de magnésie (0,33 par jour) et sous cette triple influence, j'obtins en dix jours une amélioration vraiment remarquable, qui s'accentua au point, qu'après un mois de traitement elle était transformée (sans cependant peser davantage).

Or, qu'elle est la part du cacodylate dans ce résultat ? Quelle est celle du repos ; quelle est celle du régime ; quelle est celle du changement de milieu ? Il est impossible de répondre d'une façon précise ; mais nous avons tous soigne par le repos, le régime et le changement de milieu des malades de ce genre, et nous n'avons pas souvent, que je sache, observé transformation si rapide. Pour préciser la part qui revient au médicament, il eût fallu, ne rien changer au régime et faire traiter la malade, dans son milieu habituel.

C'est ce qui se fit chez Mlle F..., qui ne changea rien à son genre de vie et qui vint prendre chez moi trois fois par semaine une injection (du 24 décembre au 24 mars). Elle non plus, n'augmente pas de poids (49 kilogrammes en décembre, et 49 kil., 200 le 24 mars); mais elle s'est sentie bien plus forte, dès les premières injections.

Le colonel N..., surmené par le travail de l'hiver, se disposait à son grand regret, à partir pour le midi, sur les prescriptions formelles de plusieurs médecins, quand ils vint me voir, le 22 février dernier. Il a reçu jusqu'à ce jour 25 injections et s'en trouve si bien, sans avoir rien changé à son alimentation, à son genre de vie, *à son travail*, qu'il ne pense plus à la villégiature imposée. Il a augmenté de 2 kil., 500; je lui ai conseillé de suspendre le traitement (25 mars 1901).

Tous les résultats ne sont pas aussi favorables: six fois, nous n'avons obtenu que des demi-succès ; trois fois de véritables insuccès.

Ainsi Mlle L..., 18 ans, a été traitée du 26 décembre au 3 février et du 26 février au 12 mars, à raison de trois injections par semaine, de solutions à 10,15,20 et enfin 25 0/0. Il n'y a eu qu'une légère augmentation de l'appétit et des forces. Cette jeune fille a toujours été plus ou moins malade, à 1 an diarrhée verte, puis rougeole, coqueluche, scoliose à 5 ans, soignée par M. de Saint-Germain; malaises gastriques à tout propos. Il y a six ans, M. le Professeur Hutinel lui avait imposé un régime qu'elle était encore obligée de suivre. Depuis trois ans, elle pesait le même poids de 45 kilogrammes, etc. Elle a une lourde hérédité. Bref, elle a une faible valeur biologique.

Mlle M..., 16 ans, élevée au biberon, a eu la diarrhée dans la première enfance, une rougeole grave, des angines fréquentes, la coqueluche, une entérite grave à 8 ans ; elle a toujours été faible, incapable d'un travail physique ou cérébral tant soit peu prolongé. Bien qu'elle ait tous les organes en bon état, c'est une malade. Nous l'avons soumise le 6 décembre aux injections quotidiennes de cacodylate de soude, et le 24 décembre, sans lui rien dire, nous lui avons substitué les injections de sel magnésien. Même insuccès; elle n'est ni mieux, ni plus mal qu'avant les dix-huit injections de sel sodique et les trente-six injections de sel magnésien. C'est aussi une chétive à médiocre vitalité.

Mme F..., tout en n'ayant aucune maladie organique, épuisée par neuf grossesses, des chagrins et des maladies antérieures de toutes sortes est une véritable ruine. Nous sommes presque sûrs à l'avance que le traitement magnésien ne lui sera pas d'une grande utilité, en vertu des idées doctrinales que nous avons développées plus haut. Nous l'essayons cependant pour ne pas encourir à nos propres yeux, le reproche de n'agir que d'après des idées préconçues.

En résumé, le cacodylate de magnésie paraît agir dans le même sens que le cacodylate de soude; il aide les malades à se ressaisir; il met en évidence leurs réserves latentes de force nerveuse. Il n'occasionne jamais d'accidents ,même aux fortes doses que nous avons employées. Quand à préciser la part, qu'il convient de faire au magnésium et à l'arsenic, dans les effets utiles obtenus, nous déclarons que nous n'avons aucune donnée qui permette d'aborder le problème.

Si la question des cacodylates intéresse nos confrères, nous leur parlerons, dans une autre séance, des injections intra-musculaires et sous-cutanées de cacodylates de fer, de guaiacol et de quinine.

Imp. PAUL DUPONT, 4, rue du Bouloi. — Paris. 1er Arrt. — 277.4.1901 (Cl.)

www.ingramcontent.com/pod-product-compliance
Ingram Content Group UK Ltd.
Pitfield, Milton Keynes, MK11 3LW, UK
UKHW032030260826
14628UKWH00006B/2843

9 782019 642259